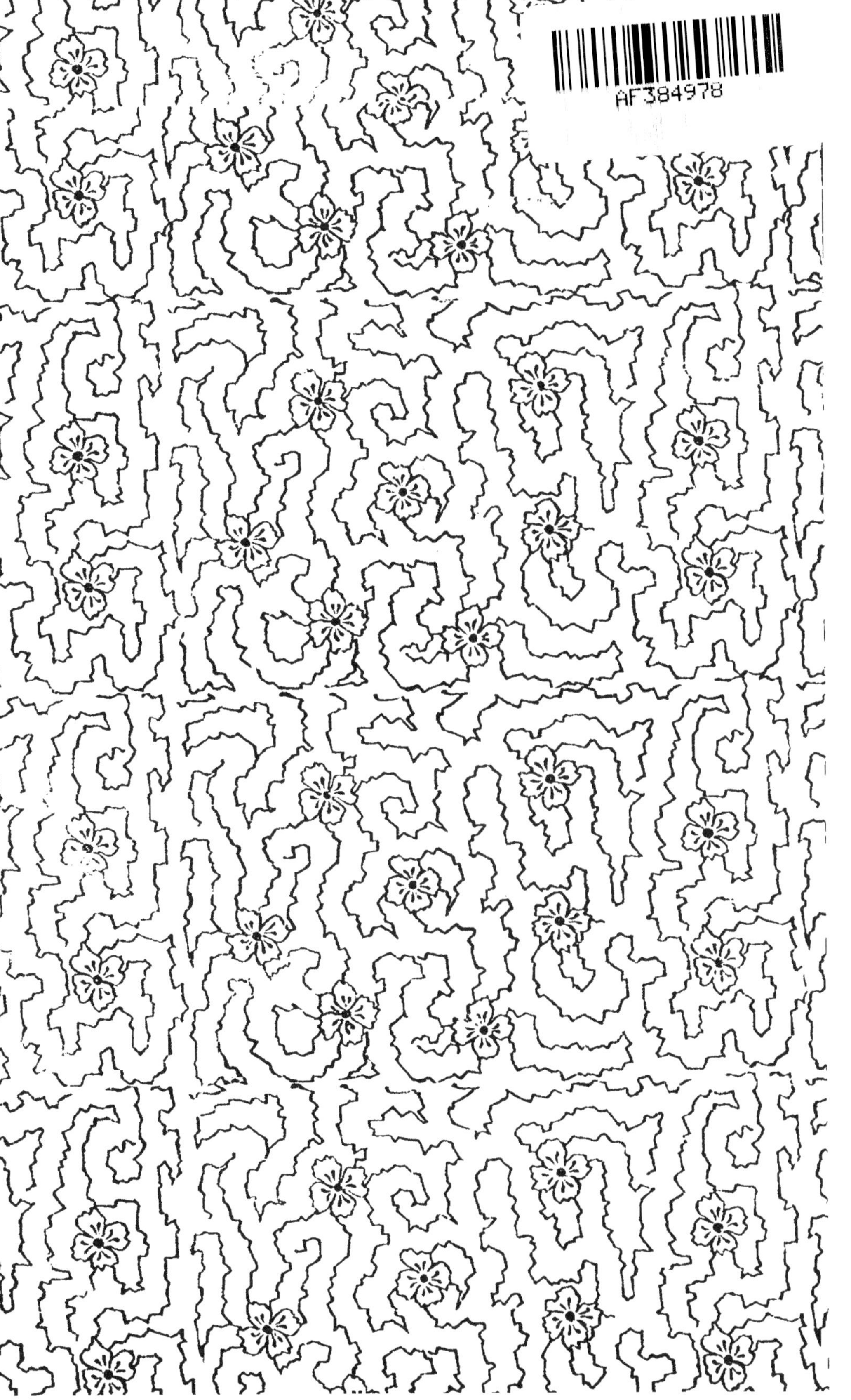
AF384978

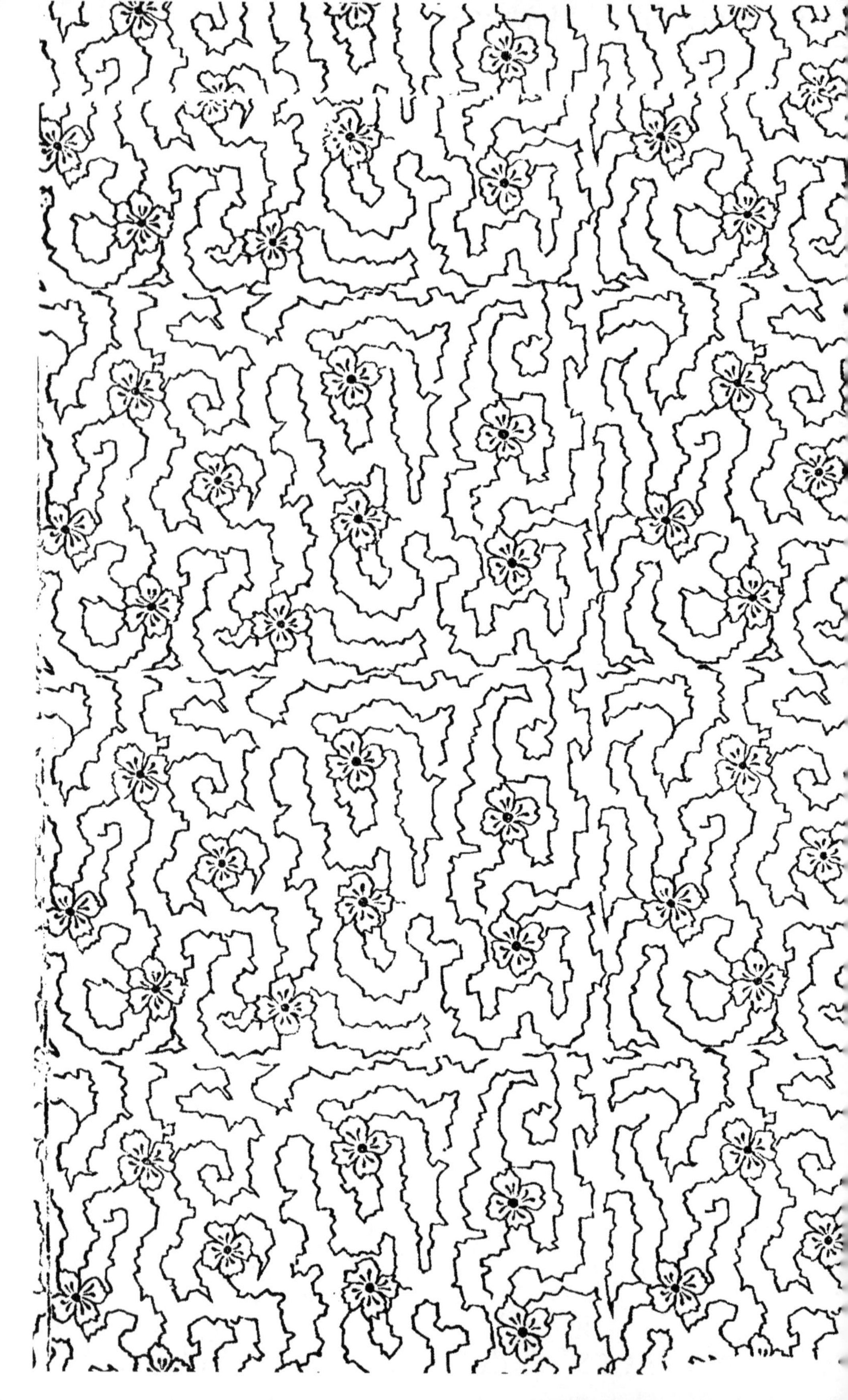

TRAITEMENT

DU CANCER UTÉRIN

PAR LA QUININE

d'après la méthode de M. le professeur agrégé JABOULAY

LYON

A. STORCK & Cⁱᵉ, ÉDITEURS

8, rue de la Méditerranée

1900

Dᴿ C. RAVET

TRAITEMENT

DU CANCER UTÉRIN

PAR LA QUININE

d'après la méthode de M. le professeur agrégé JABOULAY

LYON

A. STORCK & Cⁱᵉ, ÉDITEURS

8, rue de la Méditerranée

1900

I

AVANT-PROPOS

De tout temps le cancer a découragé les thérapeutes. Il n'est peut-être pas en effet d'affection pour laquelle leur imagination se soit donné plus libre cours dans l'invention des moyens de la combattre : mais tous leurs efforts sont restés inutiles.

Vainement on a mis à contribution toutes les plantes officinales et autres : ciguë, chélidoïne, persil, carica-papaya, phytolacca-decandra, salsepareille, mancenillier, thuya, joubarbe, eucalyptus, kousso, tabac, etc...., pour ne parler que de quelques-unes qui ont fait l'objet de communications scientifiques.

Les extraits, alcaloïdes, principes actifs de ces plantes n'ont pas été plus efficaces : opium, cocaïne, pilocarpine, ergotine, strychnine, coniïne, etc.

Il n'est pas de métal, de métalloïde et leurs dérivés qu'on n'ait essayé et sans plus de résultat : oxygène, soufre, phosphore, arsenic, chlore, brome, iode, fluor, fer, zinc, chrome, mercure, plomb, calcium, aluminium, sodium, potassium, etc.

Vainement aussi on s'est adressé aux composés chimiques les plus variés de la chimie organique : alcools, phénols, dérivés de la benzine, de pyoktanine, l'aniline, etc., puisés dans la série grasse et la série aromatique.

La modification des tissus cancéreux par la compression, la chaleur, le froid, l'électricité, la lumière et les caustiques de toute sorte n'a pas arrêté leur marche envahissante.

La toxithérapie n'a pas été plus heureuse.

C'est en vain qu'on a voulu modifier l'évolution des tumeurs malignes par les redoutables toxines du streptocoque, du gonocoque, de l'agent de la syphilis, etc.

La sérumthérapie a jusqu'à présent échoué.

D'autres moyens thérapeutiques n'ont pas eu une action plus favorable tels que l'emploi du suc gastrique, du liquide testiculaire, des ferments purs, etc.

Enfin le nombre des remèdes plus ou moins bizarres inventés par la médecine empirique populaire est prodigieux. Ils sont peut-être aussi inefficaces que nombreux.

II

Aucun de tous ces essais thérapeutiques n'a paru avoir de succès durable ; aucun n'est resté dans la pratique.

Seul le traitement chirurgical est encore appliqué par les praticiens actuels.

Mais ce traitement n'est pas toujours facilement praticable, soit que la tumeur maligne siège sur un organe essentiel, soit qu'elle soit plus ou moins inaccessible. Il ne l'est plus du tout (et c'est le cas le plus fréquent) quand le néoplasme ne se révèle au chirurgien et au malade lui-même que trop tard, quand la tumeur a pris un développement trop avancé, quand les ganglions lymphatiques sont atteints, marquant ainsi l'intoxication de l'organisme.

Les résultats du traitement fait dans les meilleures conditions sont bien minimes. L'intervention chirurgicale faite dès le début de l'affection n'en arrête pas toujours la marche progressive.

La nécessité d'un traitement interne est donc impérieuse. L'essai de l'arsenic a été plutôt funeste, de sorte que le cancer s'est montré inattaquable par toutes les forces employées jusqu'à présent contre lui.

La diversité des moyens thérapeutiques et leur désespérante inefficacité peuvent peut-être s'expliquer par ce fait que rien, jusqu'ici, n'a pu guider le praticien ; qu'il a procédé par tâtonnements, empiriquement et s'en rapportant vaguement au hasard. Il ne trouvait nulle part un point de mire scientifique, aucune marche à suivre établie sur des données sûres pour combattre une affection dont il ignorait la cause, la nature et les lois qui régissent son évolution.

La pathogénie du cancer était un labyrinthe où se perdaient toutes les hypothèses.

Les théories les plus modernes : de l'indifférence cellulaire, de l'inclusion fœtale de Conheim, celle de la spécificité cellulaire de Bard sont ingénieuses mais manquent de preuves et ne paraissent pas actuellement étayées sur une base solide, rigoureusement scientifique.

Plus récemment on a fait des observations indéniables.

Outre la transmission héréditaire cancéreuse, remarquée de tout temps, on a constaté de nombreux cas de contage direct et indirect d'homme à homme dans les ateliers, les maisons, les villages, les contrées mêmes où certaines conditions topographiques, climatériques, hydrologiques paraissent avoir une influence marquée sur les habitants.

D'autre part, après de nombreuses études microbiologiques et malgré que l'expérimentation sur l'animal n'ait pas donné les résultats attendus, une idée neuve est née qui jette un certain jour sur la nature du cancer. L'opinion la plus généralement admise est que : le cancer est constitué par une prolifération cellulaire exagérée, monstrueuse, due à une *infection parasitaire*. Avec cette idée sa thérapeutique entrait dans une nouvelle phase.

A la suite de communications récentes, M. le professeur agrégé Jaboulay institua un traitement rationnel.

Un grand nombre d'éléments animaux et végétaux ont été trouvés dans les tumeurs malignes sans qu'on puisse encore distinguer les générateurs des surajoutés.

Les partisans des éléments d'ordre végétal, parmi lesquels M. le professeur Bosc, de Montpellier, Sanfelice, Roucali... ont étudié et décrit des sporozoaires, des schizomycètes : coccidies, gymnosporées, grégarines, myxosporidées...

Ceux des éléments d'ordre animal, tels que Metchnikoff, Soudakewitsch, d'Arcy-Powel, Plimmer... parlent de microorganismes rappelant les protozoaires.

« Je demande, dit M. le professeur Jaboulay (*Lyon médical*, mai 1900), que l'on compare simplement certaines figures représentant le parasite du cancer d'après Plimmer (*Thepractitionner*, avril 1899) avec celles qui montrent certaines transformations de l'hématozoaire de Laveran et l'on sera frappé de l'analogie morphologique qui existe entre elles.

D'ailleurs Plimmer, qui ne songe ni à cette comparaison, ni à l'analogie des deux organismes, pense que celui qu'il a trouvé dans 1130 cancers est un protozoaire ; il se rallie à l'opinion de Metchnikoff contre Sanfelice. Le fait thérapeutique nous fait ranger parmi les partisans du parasite animal ; la quinine étant le poison des protozoaires et agissant à notre avis sur la tumeur maligne à cause de cette action spéciale. »

Et ainsi, M. le professeur agrégé Jaboulay, non seulement se formait une opinion sur la cause du cancer, mais encore pensait pour son traitement à la quinine, cette bienfaisante panacée.

Parmi les différentes préparations de quinine, le bichlorhydrate a été choisi comme étant plus actif et plus rapidement assimilable.

Son administration se fait par la bouche en cachets; par la voie sous-cutanée, intra-musculaire et intra-utérine au moyen d'injections et par application directe sur les surfaces néoplasiques au moyen de tampons placés à demeure.

Les solutions adoptées sont :

1°
{ Bichlorhydrate de quinine . . 25 grammes
{ Eau distillée . . . . 50 —

pour les injections sous-cutanées et intra-musculaires.

2° { Bichlorhydrate de quinine . .   10 grammes
   { Eau distillée   100   —

pour injections intra-utérines et pansements locaux.

Les doses employées sont de un gramme cinquante à deux grammes à la fois et par vingt-quatre heures en injections hypodermiques et intra-musculaires et de un gramme en cachets par jour dans le traitement interne.

Pour les pansements locaux, on emploie la dose suffisante pour mouiller complètement les tampons de gaze ou de coton hydrophile avec la solution au dixième.

Pour faire absorber directement à l'utérus la quinine, on faisait une injection de quinze centimètres cubes de la solution au dixième au moyen d'une sonde passée par le col.

Mais la solution à peine arrivée dans l'utérus était rejetée par celui-ci et allait se perdre dans le tampon obturateur qu'on avait immédiatement placé à l'orifice du col.

De plus l'introduction nécessaire de la sonde n'est pas toujours facile et provoque la déchirure des tissus néoplasiques le plus souvent très friables. Les pansements locaux ont paru préférables dans la plupart des cas.

A la clinique de M. le Professeur Laroyenne on a remarqué que les résultats étaient à peu près les mêmes avec le traitement des piqûres associé au traite.

ment interne qu'il y ait ou non des pansements locaux : on s'est tenu à ces deux sortes de traitement, se bornant à des soins de propreté du côté du néoplasme.

Un jour, on fait l'injection intra-musculaire, le lendemain le traitement interne par les cachets, et ainsi de suite.

On se sert de la seringue de Pravaz ordinaire et mieux de la seringue de Roux.

La contenance de cette dernière permet d'éviter le rechargement de la seringue, nécessaire quand on emploie la seringue de Pravaz.

On enfonce l'aiguille dans la masse des fessiers et une fois qu'elle est fixée en plein muscle on pousse lentement l'injection ; le tout, dans toutes les conditions d'asepsie possibles.

Le repos absolu, au moins pendant quelques heures, est recommandé après chaque injection, et si l'absorption est peut-être par suite un peu retardée, du moins les conditions d'irritabilité du muscle sont moins favorisées.

Ces injections sont toujours douloureuses. A ce point de vue la susceptibilité des malades varie beaucoup : en général elles les supportent très bien, les premières seulement étant douloureuses.

Il arrive souvent que ces injections laissent une induration locale sous forme de nodosité acquérant parfois le volume d'une noix. Ces indurations disparaissent plus ou moins rapidement mais persistent aussi quelquefois très longtemps.

Les abcès sont relativement rares.

Ce traitement intensif amène en quelque sorte

une saturation assez rapide de l'économie par la quinine. Les malades accusent, surtout au début, des bourdonnements d'oreille, de la céphalée, des vertiges, une ivresse particulière, de la surdité. Heureusement elles arrivent vite à l'accoutumance; ces symptômes deviennent de moins en moins pénibles et disparaissent même chez la plupart des malades.

Jamais l'intolérance n'a encore été observée.

OBSERVATIONS

OBSERVATION I

prise dans le service de M. le professeur agrégé Jaboulay
par M. Patel, interne.

L. M..., trente-neuf ans. Entrée à la salle Saint-Paul le 14 juin
1900.

Antécédents héréditaires : père mort probablement diabé-
tique. Mère actuellement bien portante. Pas de néoplasie dans
la famille.

Antécédents personnels : typhoïde dans l'enfance. Pas de
syphilis certaine.

Réglée à quinze ans, normalement depuis.

Un enfant mort jeune.

Au mois de janvier 1900 la malade commença à ressentir des
douleurs lombaires d'abord peu marquées et vagues qui devinrent très vives avec irradiation aux cuisses et consécutivement
gêne de la marche.

En même temps, les mictions deviennent fréquentes et douloureuses vers la fin, mais sans que les urines soient troubles.
Du côté des organes génitaux la malade eut des pertes blanches, sanguinolentes, fétides d'emblée ; des métrorrhagies
intermittentes parfois assez abondantes. Depuis, l'époque des
règles n'a pas été marquée par une augmentation des pertes,

mais par une recrudescence des douleurs. Affaiblissement progressif de l'état général. Troubles digestifs, perte de l'appétit, dégoût marqué pour la viande, amaigrissement.

A l'examen de la malade : au toucher, on constate que le col est occupé par une masse bourgeonnante envahissant la cavité, la lèvre postérieure et la commissure droite du col. Le doigt l'effrite et la fait saigner facilement.

L'utérus est mobile. Les ligaments larges paraissent intacts ; cependant dans le cul-de-sac postérieur se trouve une petite masse bourgeonnante qui adhère au col et semble le tirer un peu en arrière.

Au spéculum, on se rend très bien compte de la disposition et de l'étendue des lésions qui paraissent assez profondes et occupées par des bourgeons charnus friables. L'ensemble donne la disposition de la *forme cavitaire* avec envahissement d'une partie du col et du cul-de-sac postérieur.

Pas de ganglions, pas de signes de généralisation.

Le traitement institué dès le premier jour consiste en injections sous-cutanées de chlorhydrate de quinine et en pansements locaux avec la même solution. La malade reçoit 1 gramme de chlorhydrate de quinine sous la peau et on se contente d'appliquer localement un tampon simplement imbibé de la même solution.

Trois jours après, en raison des douleurs provoquées par les injections sous-cutanées, on les remplace par les injections intra-utérines au moyen d'une sonde en gomme. Mais l'introduction de cette sonde provoquant le déchirement des bourgeons charnus et une hémorragie on se borne au traitement interne tout en maintenant un petit pansement au niveau du col. La malade prend un gramme de chlorhydrate de quinine par jour jusqu'au 4 juillet jour de sa sortie.

Les douleurs lombaires ont disparu les premières dès le 18 juin, puis la fétidité des écoulements, enfin ces derniers diminuèrent peu à peu surtout les métrorrhagies.

Localement la surface bourgeonnante est lisse, recouverte d'une sorte de fausse membrane blanchâtre ; les bourgeons ont même disparu au niveau de l'orifice du col, lisse aussi et presque normal. Il existe autour de la plaie une sorte de liséré semblable à une épidermisation en marche ; les bourgeons du cul-de-sac postérieur se sont affaissés ; la malade a reconnu sa dernière époque menstruelle et les pertes sont réduites à une sorte de leucorrhée inodore et très peu abondante.

Au point de vue de l'état général la malade a tiré grand bénéfice de son traitement.

Son appétit est revenu ; elle est plus forte; elle marche et ne souffre plus ; elle a même engraissé. Elle supporte très bien la quinine et continue son traitement quotidien.

Le 27 juillet. — On remarque sur la tumeur toujours très affaissée de petites productions jaunâtres; les vaisseaux sont de moins en moins marqués.

Le 7 août. — La tumeur paraît criblée actuellement de ces points jaunâtres ; il y a même eu, dit la malade, une sorte d'exfoliation que l'on voit mais que l'on ne cherche pas à produire pour éviter l'ulcération.

(On pense à une transformation de certains points de la tumeur.)

OBSERVATION II

prise dans le service de M. le professeur agrégé JABOULAY
par M. PATEL, interne.

Tumeur maligne du col utérin (forme papillaire).

P. S..., cinquante ans, entrée à l'Hôtel-Dieu, salle Saint-Paul, le 13 juin 1900.

Pas de néoplasie héréditaire dans la famille.

Personnellement, pas de maladie antérieure grave.

Réglée à douze ans, normalement depuis.

Deux enfants bien portants. Pas de fausse couche. Pas d'affection génitale antérieure.

Le début de la maladie actuelle est rapporté par la malade à cinq ans, mais en réalité il s'agit de troubles digestifs vagues, de pesanteur lombaire que des médecins ont rapportée à la ménopause prochaine. A ce moment les règles étaient encore régulières mais toujours précédées et suivies de pertes blanches anormales.

Il y a deux ans en réalité que survinrent les premiers troubles du côté des organes génitaux. Les règles persistèrent, devinrent même plus fréquentes, plus abondantes, s'accompagnant de douleurs lombaires plus fortes; dans l'intervalle survenaient des pertes blanches un peu fétides.

Il y a dix mois (septembre 1899) la malade perdit du sang pendant vingt-deux jours; c'est depuis ce moment que l'état général commença à décliner.

Actuellement cette malade se plaint de *douleurs* continues, pénibles, térébrantes même, siégeant dans le petit bassin; elles ne s'irradient pas aux cuisses, mais empêchent néanmoins la marche.

Elle a des métrorrhagies presque constantes, abondantes et fétides.

Miction normale.

A l'examen de la malade, voici ce que l'on constate :

Au toucher vaginal, le doigt arrive sur la lèvre postérieure du col, hypertrophiée par des bourgeons charnus friables.

Les lésions sont étendues à toute la partie postérieure du col, et respectent l'orifice cervical et le cul-de-sac postérieur.

L'utérus est mobile; les ligaments larges sont intacts.

Au spéculum on reconnaît les mêmes lésions : l'orifice cervical présente des lèvres un peu en ectropion, laissant suinter un petit écoulement sanieux roussâtre.

En somme les lésions rappellent absolument la forme papillaire classique de l'épithélioma du col.

L'abdomen est normal. On sent dans l'excavation quelques ganglions indurés, un peu douloureux. Pas de ganglions inguinaux. Pas de signes de généralisation.

Rien dans les urines.

Pas de température.

Le traitement institué dès le premier jour de l'entrée de la malade à l'hôpital a consisté en injection intra-utérine de 15 centim. cubes de la solution de bichlorhydrate de quinine à 1/10 à la suite de laquelle on ferme le col à l'aide d'un tampon.

Ce traitement a été continué ainsi tous les jours jusqu'au 26 juin.

L'absorption s'est très bien faite; dès le début la malade a accusé des bourdonnements d'oreille et un léger mal de tête.

Le 18 juin les pertes rouges ont cessé et l'écoulement léger persistant est inodore.

Le 20 juin les douleurs cessent à leur tour.

Localement, on constate que la surface bourgeonnante est recouverte d'une pellicule blanchâtre et rappelle une plaie cautérisée avec le nitrate d'argent.

Le 26 juin on supprime les injections intra-utérines, mais on fait prendre à la malade deux cachets par jour de 0 gr. 50 de chlorhydrate de quinine. On se contente de laisser en contact avec le col un petit tampon simplement imbibé de la solution, ceci jusqu'au 4 juillet, jour où la malade se sentant bien demande à partir.

Son état est en effet remarquablement amélioré. Le col est lisse, les bourgeons se sont affaissés, ne sont plus friables et donnent aux doigts une sensation de dureté.

Il existe toujours une pellicule blanchâtre prête à tomber.

La malade n'a plus ni douleur, ni perte rouge. Il ne paraît pas même persister aucune perte d'aucune nature.

L'état général est bon. La malade est plus forte. L'appétit est bon. L'amaigrissement a cessé et la malade paraît au contraire avoir un peu engraissé.

Le 7 août la malade a donné de ses nouvelles. Elle continue à prendre de la quinine. Elle n'a pas eu d'hémorragie; les pertes consistent en un petit suintement non fétide.

Le 15 septembre, la malade examinée présente la même amélioration persistante. Le col est lisse, un peu rouge, donne la même sensation de dureté que le jour de la sortie de la malade du service. Il ne paraît pas y avoir de nouvelle poussée de bourgeons épithéliomateux.

OBSERVATION III

prise dans le service de M. le professeur agrégé JABOULAY
par M. PATEL, interne.

H. M..., soixante-quatre ans. Entrée à la salle Saint-Paul le 11 mai 1900.

Rien dans les antécédents héréditaires.

Pas de maladie antérieure grave.

Dix accouchements normaux. Trois enfants morts en bas âge d'affection inconnue. Réglée normalement jusqu'à quarante-huit ans. N'a jamais eu d'affection génitale.

Il y a quatre ans, la malade eut un écoulement blanc, jaunâtre, fétide, constant, qui au bout d'un an devient sanguinolent avec hémorragies intermittentes.

Affaiblissement progressif, amaigrissement, teint caractéristique.

Au mois de décembre 1899 elle perdit ses urines par le vagin et c'est de cette période que datent les douleurs intolérables aujourd'hui. Actuellement la cachexie est assez avancée. Les douleurs sont intenses, siègent dans le bas-ventre, avec irradiations lancinantes dans le vagin, le rectum, les lombes, les cuisses et empêchent complètement la marche et le sommeil. L'appétit est nul, les digestions sont laborieuses, la défécation douloureuse.

Au toucher vaginal, on remarque que le vagin est transformé en un canal étroit, induré, dont les parois sont infiltrées et revêtues de bourgeons charnus jusqu'au col et même jusqu'au fond des culs-de-sac.

A la partie supérieure de la paroi antérieure du vagin le doigt rencontre un léger amincissement correspondant à une perforation conduisant dans la vessie. Le col est à peu près complètement envahi par le néoplasme et les culs-de-sac presque nuls. L'utérus est fixé et les ligaments larges envahis. — Dans les aines, on trouve des masses dures du volume d'une noix : deux à droite, une à gauche. Ces grosseurs sont indolores, roulent sous le doigt mais semblent reliées profondément à l'intérieur de l'abdomen. En interrogeant la malade, on apprend qu'il s'agit de hernies survenues brusquement, sans effort, il y a cinq mois, hernies de faiblesse produites au voisinage des orifices normaux par écartement des fibres aponévrotiques.

Pas de ganglions, pas de phlébite, pas de signes de généralisation.

Il ne semble pas y avoir de lésions uretérales, ni rénales.

L'écoulement vaginal est abondant, sanguinolent, excessivement fétide, mêlé d'urine qui s'écoule incessamment par le vagin et occasionne de l'érythème et des excoriations à la face interne des cuisses.

Le traitement institué le 11 mai a consisté en injections sous-cutanées de chlorhydrate de quinine donnant à la malade un gramme de quinine par jour jusqu'au 30 mai. Dans ce laps de temps, on fait trois piqûres intra-musculaires d'un centigramme de calomel.

A ce moment la malade accuse elle-même un mieux très sensible ; elle ne souffre presque plus ; elle dort, ce qu'elle ne pouvait pas faire depuis plus de huit mois ; elle mange, peut se lever et va elle-même de son lit à la salle d'opération.

Suspension du traitement jusqu'au 7 juin, jour où réapparaissent les douleurs. On fait une injection sous-cutanée de chlorhydrate de quinine et le *soir même* ces douleurs cessent.

On continue ces injections jusqu'au 12 juin, jour où la malade demande à sortir.

Les pertes sont moins abondantes, beaucoup moins fétides.

Mais la fistule vésico-vaginale persistant empêche toute amélioration ; cependant les bourgeons charnus sont un peu moins exubérants.

L'état général est bien meilleur.

C. RAVET.

La malade continue son traitement et prend deux cachets par jour de 50 centigrammes de chlorhydrate de quinine.

Le 10 juillet. — La malade revient elle-même donner de ses nouvelles. La fistule persiste et la gêne beaucoup, cependant les pertes sont très notablement moins abondantes et moins fétides et l'état général se maintient. Malheureusement l'état local a peu changé.

OBSERVATION IV

P... femme N..., quarante-deux ans.

Entrée salle Sainte-Thérèse le 30 juin 1900. Sortie le 27 août 1900.

Rien de notable dans ses antécédents personnels et héréditaires, pas de néoplasie dans la famille.

Réglée normalement depuis l'âge de quinze ans.

Mariée à vingt-trois ans. Quatre accouchements normaux, le dernier en 1890. Pas de suites de couches.

En 1897, en automne, la malade ressentit des douleurs vagues dans tout l'abdomen.

Ces douleurs deviennent bientôt aiguës, augmentées par la station debout et la marche; en même temps survinrent dès pertes hémorragiques d'emblée et assez abondantes puis très fétides.

La fréquence et l'abondance de ces pertes, inquiétantes au début, diminuèrent peu à peu. Elles se reproduisirent par intermittence sans corrélation aucune avec les époques menstruelles que la malade ne peut plus reconnaître et furent annoncées par une recrudescence des douleurs abdominales. Depuis trois ans la malade a par le vagin un écoulement constant, rosé, séro-sanguinolent, très fétide dont l'abondance va toujours en augmentant.

Par suite, l'état général décline de jour en jour, l'appétit devient nul, la faiblesse extrême ; l'amaigrissement augmente et actuellement la malade se trouve dans un état de cachexie avancée.

Au toucher, le doigt pénètre dans un vagin dont les parois épaisses, infiltrées, sont rigides et lisses, et rencontre à 3 centimètres de l'orifice vulvaire le col complètement transformé par un néoplasme volumineux. Les bords de l'orifice externe du col sont considérablement hypertrophiés et envahis par des tissus néoplasiques bourgeonnants, exubérants, très friables, laissant en leur milieu un foyer cratériforme aéré, rempli de fongosités sanieuses. Les culs-de-sac et ligaments larges sont envahis.

L'utérus est hypertrophié; il occupe surtout la fosse iliaque droite; tout autour sont de volumineuses masses que l'on croit ganglionnaires et qui remontent à 2 centimètres au-dessous de l'ombilic et latéralement arrivent à un centimètre de l'épine iliaque droite antéro-inférieure.

Les ganglions inguinaux sont pris à droite.

Œdème des jambes. Pas d'albumine.

Le 2 juillet, on modifie les tissus néoplasiques par une cautérisation au canquoin et le 10 on commence le traitement par la quinine comprenant un pansement quotidien local avec la solution au dixième pour trois injections donnant 1 gr. 50 de bichlorhydrate de quinine tous les deux jours; le jour où l'on ne fait pas d'injection, la malade prend un gramme de chlorhydrate de quinine en cachets.

Le 18 juillet on cesse les applications locales.

L'amélioration de l'état de la malade est déjà notable.

Elle supporte très bien la quinine et les injections intramusculaires ne la font presque pas souffrir. Les douleurs ont disparu. Ses pertes simplement séreuses ne sont presque pas fétides. Le toucher ne provoque pas d'hémorragie; les bourgeons charnus paraissent beaucoup moins nombreux et surtout moins exubérants et moins friables; le doigt pénètre jusqu'au fond du cratère et arrive sur des tissus a vif qui saignent facilement.

La malade mange un peu mieux.

Continuation du traitement jusqu'au 1ᵉʳ août. A ce moment,

la tumeur abdominale a diminué de moitié. A ce moment on supprime les injections intra-musculaires pour ne donner que le traitement interne par les cachets.

Mais le 6 août, les douleurs réapparaissent, on recommence les piqûres qui les calment immédiatement et le traitement est poursuivi jusqu'au 27 août, jour où la malade demande à sortir.

Examinée à ce moment, son état local paraît bien modifié : les parois vaginales sont encore plus dures qu'au moment de son entrée à l'hôpital ; le col est légèrement remonté ; ses bords sont moins volumineux, moins érosés ; les tissus néoplasiques qui l'envahissent se sont notablement affaissés ; leur aspect est moins tourmenté, leur surface moins rugueuse, plus lisse. Ils donnent au toucher une sensation de consistance plus grande et sont beaucoup moins facilement effrités par l'ongle. Le cratère n'a plus le même infundibulisme et ne permet plus d'arriver sur les surfaces à nu qui étaient le siège d'une hémorragie permanente.

L'état général est incontestablement amélioré, la malade marche et se sent plus forte, elle mange mieux quoique conservant encore un dégoût pour la viande ; son facies est moins terreux.

Hémorragies complètement disparues. Règles normales.

Les pertes sont réduites à un écoulement séreux roussâtre peu abondant. La malade se prétend guérie. Elle continue chez elle un traitement interne.

OBSERVATION V

B. R..., femme B..., cinquante-trois ans, ménagère, entrée le 16 août 1900, salle Sainte-Thérèse, sortie le 6 septembre.

Rien de notable dans les antécédents personnels et héréditaires. Pas de néoplasie dans la famille.

Réglée à quatorze ans, normalement depuis.

Huit accouchements normaux, une fausse couche à six mois. Pas de suites.

Ménopause à cinquante et un an, sans retentissement sur la santé qui a toujours été bonne jusqu'à présent.

Au mois de mars dernier la malade eut des pertes blanches qui devinrent bientôt roses, puis sanguines et fétides et de plus, presque continuelles. Rapidement elle s'aperçut que sa santé était ébranlée et que ses forces diminuaient et cela sans douleurs vives bien appréciables.

Un médecin consulté tardivement l'envoie à l'hôpital.

Le toucher indique un col abaissé, volumineux, siège de grosses proliférations donnant l'aspect d'un chou-fleur du volume d'une mandarine. Les culs-de-sac sont indurés et épaissis. Au toucher et palper combinés on constate que l'utérus est augmenté de volume; le fond remonte à 4 centimètres au-dessus de la symphise pubienne; il est relativement peu mobile.

L'état général est déjà gravement atteint, la faiblesse est considérable, l'appétit nul, l'amaigrissement très prononcé.

Douleurs vagues, faibles.

Pas de signes de généralisation.

Le 18 août, ablation des végétations avec la curette, puis cautérisation immédiate avec canquoin qui occasionne des douleurs très violentes et très aiguës. Le même jour, la malade prend 1 gramme de chlorhydrate de quinine qui calme assez rapidement ces douleurs.

On se contente du traitement interne.

Pas de piquée intra-musculaire, pas d'applications locales. Chaque jour la malade prend à midi et le soir un cachet de 0 gr. 50 de chlorhydrate de quinine jusqu'au 6 septembre où la malade se sentant mieux demande à rentrer chez elle.

A ce moment le col est encore très épais *mais très dur*. En quinze jours son volume a diminué des deux tiers.

Il présente de grosses bosselures mais plus de végétations friables.

L'utérus un peu moins gros paraît un peu plus mobile.

Ni pertes, ni douleurs, seul un léger suintement par le col persiste.

La malade mange un peu et digère convenablement ; elle se sent plus forte mais abattue.

Elle suit son traitement chez elle.

OBSERVATION VI

Sophie P... femme T..., soixante-deux ans, journalière, entrée le 6 septembre, sortie le 5 novembre 1900.

Pas de néoplasie héréditaire dans la famille.

Personnellement, pas.de maladie grave, pas d'affection génitale antérieure.

Réglée normalement depuis l'âge de quatorze ans.

Dix accouchements normaux, une fausse couche de trois mois après le dernier accouchement.

Ménopause à quarante-quatre ans.

Le début de la maladie actuelle remonte au mois de janvier et s'est produit par l'apparition de pertes blanches teintées de sang, survenant d'abord comme des règles puis augmentant de fréquence pour devenir bientôt continuelles. Au printemps la malade eut trois ou quatre hémorragies importantes. Chaque recrudescence des pertes a été précédée et suivie par des douleurs abdominales tantôt violentes, tantôt vagues, erratiques, peu intenses.

Actuellement la malade a des pertes assez abondantes, continuelles et très fétides.

On constate au toucher un col très haut, très hypertrophié, envahi par des productions néoplasiques très épaisses, qui sont le siège de nombreuses ulcérations.

Tout autour les culs-de-sac sont indurés, offrent au doigt une certaine résistance. Dans les culs-de-sac postérieur et latéraux sont de petites proliférations néoplasiques, probablement épithéliales, que l'on peut comparer pour la forme à des verrues, mais infiniment moins dures, très friables au contraire, se déchirant dès qu'on les touche, provoquant ainsi un petit écoulement sanguin.

Les ligaments larges paraissent légèrement atteints : ils sont moins souples et un peu empâtés. L'utérus paraît normal.

Pas d'adénopathie inguinale, pas d'autre signe de généralisation.

L'état général est très mauvais. La malade qui, dit-elle, était grosse, grasse, très forte, a maigri d'une façon étonnante. Son teint est caractéristique. Elle a du dégoût pour toute nourriture et digère mal le peu d'aliments qu'elle prend. Sa faiblesse extrême ne lui permet pas de marcher plus de quelques secondes et même la station debout un peu prolongée. En somme elle est dans un degré avancé de cachexie.

Le 7 septembre on fait une cautérisation du col avec un crayon de chlorure de zinc et le même jour on commence le traitement par la quinine : injections intra-musculaires et cachets alternés. Le 8 septembre la malade ne souffre plus. Le 10 la diminution de la fétidité et de l'abondance des écoulements vaginaux est très notable.

Le 20 octobre voici les modifications remarquées, après une quarantaine de jours de traitement, dans l'état local. Le col a à peu près disparu ; ses bords n'ont pas plus d'un demi-centimètre, sont très irréguliers, bosselés et durs. Le centre est occupé par des tissus à vif mais qui ne sont nullement fongueux et ne saignent même pas.

Les culs-de-sac sont par suite peu marqués ; le vagin se termine en infundibulum tapissé de petites excroissances charnues toujours fragiles. La surface de cet infundibulum paraît toutefois moins dure ; un peu plus molle.

Les pertes ne contiennent pas de sang, ne sont pas même rosées, ne sont pas du tout fétides, elles ont le caractère de pertes blanches ordinaires très minimes.

La malade n'a pas eu la moindre souffrance. Pendant ce temps son état général s'est lentement mais progressivement amélioré. La malade est beaucoup plus forte et moins abattue ; elle marche très bien, sans gêne aucune.

Le traitement est admirablement supporté.

Les piqûres intra-musculaires sont relativement très peu douloureuses, l'absorption se fait très bien.

Le 5 novembre. — La malade se sent très bien et demande à s'en aller. Elle se prétend guérie.

L'état local s'est bien amélioré. Le col est réduit à une petite collerette irrégulière, ondulée, très dure, dont l'aspect est lisse vernissé. Pas de bourgeonnements ou végétations. *Les culs-de-sac sont libres.*

Les petites proliférations existant auparavant ont disparu sans laisser de traces. Bien mieux ses culs-de-sac sont redevenus normaux et mous.

Leur induration n'existe plus, ils sont souples.

La malade ne perd presque pas, ne souffre pas, elle a bonne mine, mange bien, digère bien et engraisse. Elle continuera chez elle à prendre des cachets et viendra deux fois par semaine se faire faire des injections intra-musculaires.

C'est à notre avis de tous les cas de cancer utérin que nous avons vus, celui qui a été le plus amélioré par le traitement.

Revue le 30 novembre la malade se maintient parfaitement, elle prétend elle-même aller de mieux en mieux.

OBSERVATION VII

M. C..., femme A..., cinquante-trois ans. Entrée le 11 juillet salle Sainte-Thérèse.

Pas de néoplasie dans la famille.

Personnellement pas d'affection génitale antérieure. Typhoïde il y a seize ans.

Réglée à seize ans toujours normalement. Entre temps fréquentes pertes blanches.

Mariée à vingt-deux ans. Elle eut huit accouchements normaux, pas de fausse couche.

Ménopause à quarante-trois ans.

Le début de l'affection actuelle remonte au commencement d'avril de cette année. La malade eut de violentes douleurs abdominales et lombaires avec irradiations dans les jambes et dont l'intensité diminua un peu avec l'apparition de pertes hémorragiques assez abondantes.

Ces pertes devinrent rapidement sanguinolentes puis rosées et fétides et de plus continuelles.

La malade s'aperçut bientôt qu'elle s'affaiblissait progressivement, perdait l'appétit et maigrissait.

Les lèvres du col très hypertrophiées sont éversées en dehors et sont le siège de volumineuses végétations entre lesquelles sont de petites ulcérations qui saignent constamment.

Les culs-de-sac, au pourtour du col, donnent au doigt une certaine sensation de résistance et d'induration.

L'utérus augmenté de volume est fixé, tiré à gauche et le ligament large est infiltré de ce côté.

Rien du côté de la vessie et du rectum.

Pas de ganglions. Pas de signes de généralisation.

L'état général est très mauvais, la faiblesse extrême ainsi que l'amaigrissement. Les douleurs vagues, continues, localisées surtout dans le petit bassin sont bien augmentées par la station debout.

Les pertes sont assez considérables, striées de sang, très fétides.

Le 11 juillet on institue le traitement comprenant un pansement quotidien de la tumeur avec des tampons imbibés de la solution au dixième, puis deux cachets de 0 gr. 50 par jour, ceci jusqu'au 15; la malade souffre, ne dort pas sans morphine ; elle perd un peu moins.

Le 15 on cesse les applications locales et on les remplace par des injections intra-musculaires donnant à la malade 1 gr. 50 de bichlorhydrate de quinine.

Immédiatement les douleurs sont considérablement diminuées ainsi que les pertes qui sont aussi beaucoup moins fétides.

Continuation régulière du traitement jusqu'au 13 août où la malade sort. Localement on ne remarque pas de modifications bien appréciables.

L'état général est cependant amélioré : la malade mange beaucoup mieux et se sent beaucoup plus forte; elle a repris des couleurs; elle ne souffre presque plus et perd beaucoup moins. Elle suit un traitement chez elle et prend un gramme de chlorhydrate de quinine par jour en cachets.

Dans la nuit du 7 au 8 octobre, elle eut une hémorragie assez inquiétante et revient dans le service, salle Sainte-Thérèse. Les douleurs sont revenues et son état général a empiré.

Localement, on constate que la portion vaginale du col a disparu; les culs-de-sac envahis ne sont plus qu'un vaste cratère rempli de végétations charnues, friables et sanieuses.

La progression du néoplasme se continue le long des parois vaginales sous la forme d'une collerette saillante constituée par un soulèvement de tissus infiltrés, irréguliers, fongueux et saignant facilement. Malgré cet état, les pertes (à part l'hémorragie survenue brusquement) sont relativement peu considérables.

On remarque de chaque côté dans les fessiers de grosses indurations indolores à la place des premières injections intramusculaires.

La malade est immédiatement remise au même traitement : injections intra-musculaires alternées avec les cachets.

Immédiatement se manifeste une diminution des douleurs et des pertes.

Jusqu'au 26, jour de la sortie de la malade, la seule chose à signaler est une petite hémorragie précédée de quelques douleurs le 12 novembre.

Au point de vue local les seules remarques à faire sont que depuis le 8 octobre la tumeur *n'a pas progressé*.

Le bourrelet saillant qui formait les bords de la plaie est devenu excessivement dur; les bourgeons charnus se sont presque complètement affaissés et se sont également indurés.

Le doigt peut explorer toutes les parties de la tumeur sans provoquer d'écoulement sanguin et sans ramener de fongosités.

L'état général s'est maintenu; la malade mange un peu malgré son dégoût pour la viande; elle marche malgré qu'elle ait de nombreux noyaux indurés dans les fessiers, siège des piqûres, noyaux du reste qui sont indolores; elle n'a presque pas de pertes; de temps en temps elle ressent des douleurs vagues intermittentes.

Elle continuera chez elle à prendre en cachets un gramme de chlorhydrate de quinine par jour.

OBSERVATION VIII

P..., femme J..., cinquante-six ans.

Pas de néoplasie dans la famille.

Personnellement la malade dit avoir eu toujours une bonne santé.

Réglée à seize ans irrégulièrement. A chaque époque les règles avançaient de dix à douze jours.

Ménopause à quarante-six ans.

Mariée à vingt et un ans, elle eut cinq accouchements normaux, pas de fausses couches, pas de suites de couches.

Depuis 1896 la malade eut des pertes vaginales tantôt rosées et pas franchement sanguines, tantôt jaunâtres, séreuses et toujours fétides.

Au printemps dernier ces pertes devinrent continuelles, plus abondantes et surtout plus hémorragiques. En même temps, la malade voit ses forces l'abandonner rapidement; elle perdit l'appétit et maigrit énormément. Elle eut des maux de cœur perpétuels qui la faisaient vomir fréquemment.

Elle ne digérait rien et avait une constipation rebelle.

Les douleurs très vagues ces années précédentes eurent une recrudescence au printemps et devinrent très aiguës avec irradiations aux lombes et aux cuisses puis à la vessie et au rectum. Depuis, la malade a des mictions douloureuses et fréquentes.

Enfin sa faiblesse devient telle que ne pouvant plus gagner sa vie (la malade fait marcher une machine à coudre), elle entre à l'hôpital, salle Sainte-Thérèse, le 8 septembre.

On constate à ce moment par le toucher que de volumineuses végétations ont envahi presque la totalité du col qui a l'aspect d'une pomme de chou-fleur du volume d'une petite orange. Tout autour les culs-de-sac commencent à être attaqués et offrent au doigt une certaine résistance.

Les ligaments larges ne paraissent pas atteints.

L'utérus est augmenté de volume.

Pas de ganglions. Pas de signes de généralisation.

Le jour même de son entrée on commence le traitement par la quinine et on le continue sans interruption jusqu'au 10 octobre. A ce moment on interrompt les injections intra-musculaires à cause d'un abcès fessier du côté droit, puis on les recommence les derniers jours d'octobre.

Le 27 novembre l'état général est amélioré. Depuis longtemps déjà elle ne souffre plus et ne perd plus. A peine de temps en temps a-t-elle quelques pertes leucorrhéiques très peu importantes. Localement voici les modifications observées : peu à peu les végétations charnues friables qui constituaient presque toute la masse néoplasique ont disparu.

Les tissus sous-jacents ont été le siège d'une hyperplasie assez considérable. Les lèvres du col ont disparu à la suite d'ulcérations permanentes. L'érosion continuant une marche progressive a envahi les culs-de-sac et la paroi postérieure du vagin.

Ce travail s'est accompli lentement jusqu'à la fin d'octobre. Depuis ce moment l'état local est stationnaire ou plutôt a subi de petites transformations plutôt favorables.

Les bords de la plaie sont formés par un bourrelet épais, irrégulier et dur. La plaie n'a presque pas de fongosités ; le doigt l'explore sans provoquer aucun écoulement sanguin et on a la sensation lisse vernissé sur tous les points du néoplasme. Examinés au spéculum sans difficulté, les tissus ont un aspect rouge vif.

En somme, c'est surtout au point de vue de l'état général que les résultats sont le plus satisfaisants. Jusqu'à présent la malade s'est très bien maintenue ; elle n'a peut-être pas engraissé, mais elle n'a pas maigri : elle n'a pas un teint terreux et les traits étirés mais au contraire des couleurs. Elle mange, quoique ne pouvant vaincre un dégoût marqué pour la viande. La malade est encore en traitement à la Charité.

OBSERVATION IX

J. Cl... femme S..., cinquante ans (tisseuse), entrée salle Sainte-Thérèse, 24 octobre.

Pas de néoplasie dans la famille.

Personnellement la malade dit n'avoir pas eu de maladie grave malgré qu'elle n'ait jamais joui d'une santé bien forte.

Menstruation irrégulière dans son jeune âge.

Mariée à vingt-trois ans, elle eut trois accouchements normaux et une fausse couche suivie de pertes assez fortes.

Ménopause à quarante-cinq ans.

La maladie actuelle s'annonça au mois de juin dernier par de violentes douleurs lombaires et une véritable hémorragie utérine qui dura deux jours et deux nuits au dire de la malade. Depuis des pertes sanguinolentes relativement peu abondantes mais très fétides sont continuelles. Les douleurs sont vagues et à peu près insignifiantes. Constipation habituelle. Rien du côté de la vessie.

Le toucher vaginal permet de constater que le col est complètement transformé par les tissus néoplasiques. Ses bords très épais et très durs sont déchirés, présentent des ulcérations larges et saignantes. Les bourgeons sont relativement peu nombreux et le néoplasme a plutôt la forme scléreuse.

Le corps de l'utérus, très peu augmenté de volume, est immobilisé et les ligaments larges, surtout du côté gauche, sont infiltrés.

Les culs-de-sac et les parois vaginales présentent cette dureté particulière indiquant le début de l'infiltration.

Pas de ganglions. Pas de signes de généralisation.

Le traitement commencé le 25 octobre comprend les piqûres et les cachets alternés.

Peu à peu localement il se fit une légère poussée de bourgeons dont la fragilité occasionna quelques pertes sanguines ; mais examinés le 12 novembre ces bourgeons ont déjà considérablement rétrocédé ; ils sont beaucoup plus durs et ne saignent plus.

Le 28 novembre le col a repris son aspect du début, plus de végétations, pas de bourgons friables.

Le col a diminué un peu de longueur et s'est élargi en s'évasant ; au centre sont des tissus rouges qui ne saignent pas et ne paraissent pas de mauvaise nature.

L'examen au spéculum est facile et ne provoque pas d'hémorragie ; sur les bords très hypertrophiés du col, on voit de petites ulcérations disséminées mais qui ne saignent pas.

Depuis trois semaines il se produit une exacerbation des douleurs contre lesquelles la quinine n'a pas paru avoir la même action que chez les autres malades ; ces douleurs sont continues, irradiées dans tout l'abdomen, ne sont pas modifiées par les positions du corps, les mêmes le jour et la nuit et ne sont même presque pas calmées par la morphine ; peut-être sont elles en rapport avec une modalité cancéreuse particulière, l'allure de la tumeur de cette malade ayant été irrégulière et bizarre.

L'état général est meilleur qu'au début du traitement, malheureusement ces douleurs empêchant la malade de dormir l'affaiblissent et entravent les bons effets du traitement qui se poursuit. Toutefois la malade ne perd absolument pas.

OBSERVATION X

J. D..., femme G..., cinquante-trois ans.

Rien de notable dans ses antécédents héréditaires. Pas de néoplasie.

Personnellement la malade eut à l'âge de vingt ans une affection de la colonne vertébrale soignée par Létiévant, qui nécessita un séjour dans une grande gouttière pendant plus de vingt mois. Pas d'autre affection importante.

Réglée à douze ans et demi régulièrement.

Mariée à vingt-deux ans, elle eut cinq accouchements normaux, le dernier il y a quatorze ans.

A la suite de chaque accouchement elle eut des pertes hémorragiques puis beaucoup de pertes blanches.

Ménopause à quarante-neuf ans.

Le début de la maladie actuelle remonte au mois d'avril 1900, il s'annonça par de violentes douleurs dans le bas-ventre avec irradiations lombaires aux jambes et particulièrement le long du sciatique droit.

Ces douleurs d'abord intermittentes devinrent bientôt et restèrent continues. En même temps survint une hémorragie abondante et depuis la malade en eut plusieurs par mois. Dans l'intervalle des pertes sanguinolentes très fétides furent d'emblée incessantes.

De temps en temps irradiations des douleurs à la vessie et au rectum, d'où mictions douloureuses, faux besoins malgré une constipation très opiniâtre.

La malade s'aperçut vite que sa santé était ébranlée, qu'elle s'affaiblissait de jour en jour, qu'elle perdait l'appétit d'une façon complète et maigrissait beaucoup.

A son entrée salle Sainte-Thérèse, le 20 juillet, on constate par le toucher que le col est complètement envahi par le néoplasme; complètement transformées, ses lèvres, largement évasées, sont le siège de volumineuses végétations très fragiles disposées en entonnoir, remplies de tissus nécrosés, fongueux et sanieux.

Les culs-de-sac infiltrés sont indurés ainsi que la paroi postérieure du vagin. Le ligament large droit paraît également intéressé. L'utérus un peu plus gros que normalement est en rétroflexion.

Pas de signes de généralisation.

État général très mauvais, teint jaune terreux, cachexie commençante.

La malade refusant toute intervention sort le 21 juillet.

Le 30 juillet, à la suite d'une hémorragie, la malade revient et consent à se laisser cautériser au chlorure de zinc puis retourne chez elle le 31. Enfin le 15 octobre voyant son état empirer, elle se décide à entrer salle Sainte-Thérèse pour suivre un traitement.

A ce moment l'examen local est devenu impossible; la propagation aux parois vaginales est complète. Les bourgeons charnus, exubérants, remplissent la totalité du vagin jusqu'à l'orifice externe.

Ces tissus néoplasiques sont très friables; on ne peut les toucher sans provoquer une hémorragie.

Les pertes sont continuelles; l'affaiblissement extrême. Cachexie avancée.

Le 16, on commence le traitement par la quinine : injections intra-musculaires donnant un jour 1 gr. 50 de bichlorhydrate, cachets donnant le lendemain un gramme.

Il est absolument impossible de faire des pansements locaux.

Continuation de ce traitement jusqu'au 26 novembre.

Les pertes ont cédé les premières; les douleurs bien diminuées ont toujours réapparu par intermittence.

La malade n'a pas eu une seule hémorragie. Actuellement les pertes sont insignifiantes. L'examen local est toujours impossible.

Le foie, considérablement augmenté de volume, descend jusqu'à l'ombilic, d'une part et jusqu'à l'épine iliaque droite antéro-supérieure, d'autre part On perçoit par le palper abdominal plusieurs indurations épiploïques et des ganglions inguinaux des deux côtés.

Les douleurs dont se plaint la malade se rapportent aux articulations sacro-vertébrales, à celles de la 4e et 5e lombaires, puis de chaque côté aux muscles fessiers, siège des piqûres, mais les douleurs localisées à l'appareil génital sont à peu près nulles.

Le traitement a produit de bons effets surtout au point de vue de l'état général réellement amélioré.

La malade n'éprouve plus le même dégoût pour toute nourriture ; elle mange mieux, digère mieux et se sent beaucoup plus forte. Elle marche (ce qu'elle était totalement incapable de faire au commencement d'octobre). Elle suit son traitement. Deux fois par semaine elle revient se faire faire des piqûres.

OBSERVATION XI

recueillie par M. Viannay, interne, salle Saint-Paul,
service de M. Jaboulay.

Tumeur de l'utérus ayant toutes les allures cliniques d'un fibrome en voie de tranformation maligne.

Claudine M..., quarante-huit ans. Entrée salle Saint-Paul le 14 juin 1900.

La malade n'a aucun antécédent pathologique notable et a toujours eu une excellente santé jusqu'à ces dernières années.

Il y a quatre ans survinrent des irrégularités dans ses règles qui furent d'abord plus abondantes, puis se produisirent tous les quinze jours ou trois semaines.

La malade considéra ces troubles comme prémonitoires de la ménopause puis s'inquiéta et consulta un médecin. Celui-ci diagnostiqua un fibrome.

Les choses en restèrent là jusqu'en mars 1900.

La santé de cette femme se maintint relativement bonne si l'on excepte un certain degré d'anémie due à de nombreuses ménorrhagies et métrorrhagies.

Au mois d'avril elle perdit ses forces et maigrit progressivement ; en même temps elle éprouva dans l'abdomen des douleurs sourdes qui devenant de plus en plus intenses finirent par supprimer à peu près complètement le sommeil.

Cependant le ventre augmentait de volume, les métrorrhagies étaient toujours très abondantes, l'appétit diminuait et le soir les jambes enflaient, dit la malade. Bientôt elle dut garder la chambre puis le lit.

Cet état se prolongeant elle se décida à venir à l'Hôtel-Dieu, le 11 juin.

Elle est alors dans un état de cachexie avancée, elle présente une teinte jaune paille très accentuée, a de l'œdème des membres inférieurs, des douleurs abdominales très aiguës qui la privent de tout sommeil.

L'examen de l'abdomen auquel on doit procéder avec beaucoup de ménagements en raison des douleurs qu'il provoque dénote une ascite abondante (matité dans les flancs, sensation de flot caractéristiques) puis la présence dans la fosse iliaque gauche d'une volumineuse tumeur remontant jusqu'à l'ombilic. On peut saisir cette tumeur à pleines mains à travers la paroi abdominale flasque. Le toucher vaginal permet de reconnaître un col intact, un utérus en latéroversion gauche, des culs-de-sac libres. La tumeur fait nettement corps avec l'utérus; on la saisit aisément entre le doigt vaginal et la main abdominale. Les mictions sont fréquentes. Les urines claires ne contiennent pas d'albumine.

Pas de température.

On fait le diagnostic de fibrome utérin en voie de transformation maligne.

On institue le traitement par le bichlorhydrate de quinine.

La malade prend chaque jour deux cachets avec 50 grammes de chlorhydrate de quinine. En outre on fait tous les jours d'abord, puis tous les deux jours des injections vaginales avec 20 centimètres cubes d'une solution de bichlorhydrate de quinine à 1/10, soit 2 grammes de quinine, maintenues au moyen de tampons.

Ce traitement fut continué avec persévérance pendant un mois et demi malgré la répugnance de la malade qui se plaignait de bourdonnements d'oreilles et de nausées persistantes. On suspendit de temps à autre le traitement quand ces symptômes d'intolérance devinrent trop pénibles, puis on le reprit de façon plus intensive.

Entre temps, on fit quatre injections intra-musculaires de 2 grammes de bichlorhydrate de quinine.

Les résultats du traitement furent d'abord peu marqués. Au bout d'un mois seulement la malade commença à moins souffrir, à dormir un peu la nuit. Bientôt l'œdème des jambes ayant diminué, la malade put se lever.

Le 31 juillet la malade quitte le service su. sa demande légèrement améliorée. On lui prescrit un traitement à continuer : deux cachets de bichlorhydrate de quinine de 50 grammes.

Le 20 août la malade revient dans le service littéralement transformée ; elle a ponctuellement suivi son traitement quotidien et vient faire constater la grande amélioration survenue dans son état. Elle ne souffre presque pas, n'a plus d'œdème des jambes. Localement l'ascite a disparu ; la tumeur a diminué au moins de moitié.

Les pertes sont réduites à un écoulement rosé au moment des règles. Son état général est satisfaisant elle a bon appétit et ses forces sont revenues.

Le 3 novembre la malade est priée de venir se faire examiner à nouveau.

L'amélioration s'est accentuée.

L'utérus encore volumineux donne l'impression d'une grossesse de trois mois. Les culs-de-sac sont libres, le col est normal ; l'utérus mobile.

Bon état général. Bon aspect, teint redevenu normal ; la malade a repris des couleurs et a engraissé de 7 kilos. Elle pèse 54 kilos au lieu de 47.

OBSERVATION XII

recueillie par M. Viannay, interne, service de M. Jaboulay.

Marguerite M..., cinquante ans. Entrée salle Saint-Paul le 16 août 1900.

Pas d'antécédents notables. Bonne santé habituelle, mariée à vingt-trois ans, cinq enfants bien portants. Règles normales.

Il y a deux ans, à la suite d'une époque menstruelle, l'hémorragie continua et ne s'arrêta plus. Elle avait un écoulement sanguin quotidien, continuel, puis toutes les quatre ou cinq semaines survenait une grosse perte coïncidant ou non avec une époque cataméniale. Un médecin consulté considéra ces troubles comme prémonitoires de la ménopause et conseilla les injections chaudes sans faire de toucher vaginal. Cependant la santé de la malade déclinait, elle perdait l'appétit, maigrissait et s'affaiblissait beaucoup.

Il y a quatre mois elle dit avoir eu des pertes blanches très gluantes, inodores au début puis fétides, deux mois plus tard et d'après l'avis d'un médecin, rentre à l'Hôtel-Dieu.

C'est une femme obèse, au teint terreux, aux muqueuses décolorées. Elle souffre de douleurs nocturnes assez intenses avec irradiations aux lombes et aux cuisses, qui la privent presque complètement de sommeil. Elle a constamment des pertes blanches striées de sang, qui exhalent une odeur fétide. De temps à autre survient une métrorrhagie plus ou moins abondante. Constipation habituelle opiniâtre. Mictions fréquentes mais pas douloureuses.

En pratiquant le toucher on sent au fond du vagin, occupant la place du col, une masse bourgeonnante et dure, immobile et adhérente aux culs-de-sac vaginaux.

L'utérus absolument fixe ne paraît pas augmenté de volume dans son ensemble. A l'examen au spéculum difficile à introduire en raison de l'inextensibilité des culs-de-sac vaginaux on voit un col occupé par de nombreux bourgeonnements friables qui saignent facilement. On fait le diagnostic de cancer du col avec propagation aux culs-de-sac.

On institue le traitement par la quinine comprenant : une injection vaginale quotidienne de 20 centim. cubes d'une solution de bichlorhydrate au 1/10 (deux grammes de sel dans vingt grammes de véhicule). On maintient la solution au contact du col ulcéré au moyen de tampons laissés à demeure.

Le 25 août les sécrétions vaginales sont un peu moins abondantes et moins fétides: les douleurs bien amoindries persistent.

Les bourgeons néoplasiques ont tous pris la teinte jaunâtre habituelle aux ulcérations malignes traitées par la quinine. La muqueuse vaginale a pris aussi cette teinte et s'est épaissie donnant au doigt une sensation de consistance cartonnée.

Le 10 septembre une partie des bourgeons jaunis s'est éliminée, laissant à leur place des masses rouges moins saillantes. La muqueuse vaginale a toujours son même aspect.

Les sécrétions deviennent de moins en moins abondantes et fétides. Les douleurs nocturnes ont considérablement diminué depuis quelques jours, la malade a retrouvé un peu de sommeil.

Le 17 novembre le traitement n'a pas été interrompu.

L'état général est un peu meilleur, teint un peu pâle mais bonne mine. La malade se sent plus forte malgré qu'elle dise avoir un peu maigri, son appétit quoique pas brillant est un peu meilleur.

L'état local semble stationnaire. Col toujours bourgeonnant, ulcéré, adhérent aux culs-de-sac. Cependant les masses bourgeonnantes sont moins volumineuses : les unes, les plus grosses, ont l'aspect jaune noirâtre des escarres quiniques. A côté d'elles on voit des surfaces rouge vif ayant l'aspect de tissus sains. L'écoulement particulier aux néoplasmes utérins persiste toujours mais bien moins abondant et presque pas fétide. Plus d'hémorragie ni de douleurs.

OBSERVATION XIII

prise par M. Viannay, interne, service de M. Jaboulay.

Joséphine R..., trente-deux ans.

Rien de notable dans les antécédents.

Bonne menstruation depuis l'âge de quinze ans.

Mariée jeune ; un accouchement normal à dix-huit ans.

Pas de fausse couche. Entré à l'Hôtel-Dieu le 27 juin 1900.

Le début de l'affection remonte aux premiers jours de janvier ; il s'annonça par des pertes blanches dans l'intervalle des règles qui restèrent normales. Puis survinront une constipation opiniâtre et enfin des pertes hémorragiques précédées de douleurs violentes abdominales, irradiées aux cuisses et se reproduisant depuis fréquemment sous forme de crises. Son état est allé sans cesse en empirant.

A son entrée elle est profondément cachectique; ses pertes sont horriblement fétides. Au toucher on constate un col entièrement transformé par un néoplasme exubérant et un utérus hypertrophié, fixé et immobile. Le toucher rectal révèle une propagation au rectum dont la paroi antérieure refoulée en arrière est indurée et adhérente. Adénopathie inguinale double. Douleurs atroces s'étendant le long du crural et du sciatique. La malade geint sans cesse, ne peut avoir une minute de sommeil, ne prend aucune nourriture. Maigreur extrême, abattement profond, marasme.

. Chaque jour on lui fait une injection vaginale de 20 cent. cubes de la solution de bichlorhydrate de quinine au 1/10 (soit 2 grammes de sel), maintenue par des tampons à demeure; on lui fait prendre en outre deux cachets de chlorhydrate de quinine de 0 gr. 50.

Le 15 juillet on constate une grande diminution des douleurs et le sommeil est possible. Les sécrétions moins abondantes sont moins fétides. La malade se nourrit un peu.

Cet état dure deux mois stationnaire.

Le 15 septembre, *phlegmatia alba dolens* du membre inférieur gauche et recrudescence des douleurs. La morphine est nécessaire. Afin de ne pas secouer la malade on suspend le traitement local.

Le 30 septembre, l'œdème du membre inférieur gauche a diminué, les douleurs sont moins fortes, mais l'évolution de la tumeur marche à grands pas. Il se forme une fistule vésico-vaginale, puis recto-vaginale d'où cloaque infecte. La cachexie progresse rapidement et emporte la malade qui meurt le 20 octobre.

Autopsie. — Cancer du corps et du col.
Envahissement néoplasique des ligaments larges.

Tout cet ensemble remplit entièrement la cavité pelvienne de masses dégénérées et ramollies.

Carcinose péritonéale.

En somme le traitement paraît avoir produit un temps d'arrêt passager pendant lequel la malade a moins souffert, a pu se nourrir, dormir et recouvrer un peu de force.

Ces deux observations sont dues à l'obligeance de M. DELORE, chirurgien, suppléant de M. le professeur PONCET.

OBSERVATION XIV (résumée)

Trente-six ans, trois enfants, le dernier il y a trois ans.

Hémorragies depuis deux mois. Douleurs. Amaigrissement. Cachexie.

Utérus très gras. Col bourgeonnant. Ligaments larges, indurés, épaissis. Pertes très abondantes.

Diagnostic : Cancer volumineux du corps et du col inopérable.

Du 15 juillet au 20 août : Traitement par la quinine, comprenant : une injection intra-musculaire, quotidienne, de deux centimètres cubes de la solution de bichlorhydrate de quinine à 50 p. 100. Pansement local tous les deux jours, avec de la poudre de sulfate de quinine maintenue par des tampons à demeure.

Au bout de huit jours, les hémorragies disparaissent.

La malade se lève et souffre moins.

L'utérus reste cependant fixe, particulièrement amélioré, mais non opérable.

OBSERVATION XV

Femme de cinquante-quatre ans, quatre enfants.

Pertes fétides depuis un an. Cortège des symptômes qui accompagnent l'invasion du néoplasme. Cachexie depuis un mois. Mictions douloureuses. Constipation.

Diagnostic . ~ancer du col avec propagation vaginale.

Au toucher, paroi vaginale envahie en avant et à droite surtout. Pas de compression des uretères.

24 août 1900. — Le traitement comprend une injection intramusculaire quotidienne, de deux centimètres cubes de la solution de bichlorhydrate de quinine à 50 p. 100, plus un pansement local tous les deux jours, avec de la poudre de sulfate de quinine maintenue au moyen de tampons à demeure.

Le traitement dure vingt jours au bout desquels la malade, se trouvant beaucoup mieux, demande à partir.

L'état général est meilleur. L'état local paraît peu modifié. Il y a toujours épaississement du ligament large droit.

V

Toutes les malades atteintes de cancer utérin présentent à peu près les mêmes symptômes ; elles souffrent, ont des pertes plus ou moins abondantes, soit hémorragiques, soit séro-sanguinolentes, soit leucorrhéiques, toujours fétides ; perdent l'appétit, maigrissent, s'affaiblissent progressivement pour arriver enfin à la cachexie.

Tous ces symptômes sont modifiés par le traitement et en premier lieu : la souffrance.

1° *Influence du traitement sur les douleurs.*

C'est par la douleur que s'annonce en général le néoplasme : d'abord vague elle se précise, se localise dans le petit bassin avec irradiations diverses mais invariablement aux lombes, puis parfois aux cuisses, aux jambes, le long du sciatique (obs. VII), à la vessie et au rectum (obs. VIII). Elle est constante (obs. IX) ou intermittente avec exacerbation nocturne empêchant le sommeil (c'est le cas le plus fréquent) ou encore conserve un caractère vague, peu intense, torpide pour ainsi dire (obs. V).

Ces douleurs sont toujours diminuées et souvent supprimées par la quinine et son action paraît être plus ou moins rapide suivant son mode d'administration.

Les douleurs semblent céder plus lentement quand la quinine est administrée par la voie gastrique et en pansements locaux.

Ainsi dans l'observation II ce n'est qu'au bout de cinq jours du traitement par les injections utérines que la malade a été soulagée ; dans l'observation VII, au bout de quatre jours seulement et dans l'observation XI longtemps après le début du traitement.

L'action est remarquablement rapide avec les injections sous-cutanées et surtout intra-musculaires.

A la clinique de M. le professeur Laroyenne il se produisit ce fait : cinq malades ont des douleurs telles que la morphine est indispensable, leur état est excessivement grave, désespéré même pour plusieurs ; les injections pratiquées à la même époque, à peu de jours d'intervalle, chez ces malades les ont toutes indistinctement et immédiatement soulagées.

La plupart des observations des malades traitées par ces injections en font foi ; nous disons la plupart car l'observation IX montre une exception ; dans ce cas les douleurs ont en effet une ténacité remarquable puisque la morphine elle-même est restée maintes fois impuissante à procurer le sommeil.

Si dans le cours du traitement on vient à interrompre ces injections pendant quelques jours, les douleurs reparaissent et sont de nouveau calmées par les piqûres. Dans l'observation III on peut voir que la suspension des injections du 30 mai au 7 juin suffit pour que les douleurs surviennent, une injection sous-cutanée ce dernier jour les calme le soir même.

De même dans les observations IV et VII.

La suppression complète a été obtenue (au moins pendant un certain temps, (obs. IV, V, VI, VIII).

Dans l'observation IV nous pouvons dire que depuis le 1er juillet, jour du début du traitement, jusqu'au 27 août, jour de la sortie, la malade n'a pas souffert, puisque les douleurs qu'elle ressentit du 30 juillet au 6 août peuvent être considérées comme étant dues à la suppression des injections intra-musculaires. Les douleurs ont été entièrement supprimées chez la malade de l'observation V du 18 août au 6 septembre, jour de sa sortie.

Chez la malade de l'observation VI elles l'ont été radicalement depuis le 8 septembre jusqu'au 27 novembre, jour du dernier examen de la malade.

Le plus souvent on observe une diminution considérable des douleurs qui redeviennent parfois aiguës par intermittence, sous forme de crises arrivant au moment où se produit une modification de la tumeur maligne. A ce point de vue les transformations de l'élément douleur paraissent absolument liées intimement à l'évolution du néoplasme.

2° *Influence du traitement sur les pertes et les hémorragies.*

Viennent ensuite bientôt les modifications des pertes. En général les hémorragies sont non seulement amoindries mais taries. Si avant le traitement elles avaient une certaine fréquence, après l'institution de ce dernier elles deviennent plus rares et même ne reparaissent plus au bout d'un temps variable : dans l'observation II les pertes rouges ont cédé au bout de trois jours et n'ont plus recouvré leur caractère hémorragique. Dans l'observation VI la deuxième piqûre intra-musculaire a déjà supprimé le caractère hémorragique des écoulements vaginaux qui n'est jamais revenu depuis ce moment.

Les transformations des écoulements vaginaux sont ordinairement celles-ci : de rouges hématiques qu'ils étaient ils deviennent sanguinolents, blancs striés de sang, blancs leucorrhéiques et séreux.

C'est la remarque faite dans les cas où l'action de la quinine a été heureuse. Les observations I et VI en sont deux exemples.

La fétidité est parfois entièrement supprimée et presque toujours très amoindrie.

Toutes les observations en font foi. Cependant les tumeurs volumineuses et bourgeonnantes donnent toujours une certaine odeur mais infiniment différente de celle que donneraient les pareilles non traitées.

Quant à l'abondance de ces écoulements, nous avons dans tous les cas, même les plus graves, observé une diminution au moins passagère, car lorsque la tumeur a poursuivi sa mache progressive, il y a toujours eu une augmentation concomitante des pertes. Dans un seul cas (observation IX) les pertes ont été tellement insignifiantes qu'on peut dire qu'elles ont été supprimées (du 1er novembre au 29).

3° *Modifications de l'état local.*

Chez la plupart de nos malades, l'aspect des lésions s'est transformé sous l'influence du traitement. Il s'agissait, soit de néoplasmes étendus sous la forme de plaques, blindant les culs-de-sac vaginaux, et infiltrant les ligaments larges sur une grande étendue, soit de bourgeons cancéreux exubérants, implantés sur le col, et végétant dans la cavité vaginale. Dans tous les cas, ces tumeurs avaient largement dépassé les limites de l'utérus, et étaient inopérables.

Attaquées directement par la quinine en solution ou en poudre (obs. II, III, XI, XII, XIV et XV), ces proliférations ont été cautérisées pour ainsi dire, sont devenues jaunâtres et ont presque disparu ou tout au moins ont considérablement diminué de volume en même temps qu'elles s'induraient manifestement.

Mais il est intéressant de noter que cette transformation s'est produite sans action directe de la quinine, sans même d'autre intervention directe. Dans l'observation IV les bourgeonnements ont eu cette modification du 18 juillet au 27 août, du 11 juillet au 13 août, puis du 8 octobre au 27 novembre chez la malade de l'observation VII, et ainsi aussi chez celles des observations VIII, IX et X.

Dans l'observation 6 nous avons relaté un fait qui nous paraît important; dans les culs-de-sac étaient de petites proliférations épithéliales séparées les unes des autres par des intervalles de muqueuse à peu près normale.

On les cautérisa quand on mit un crayon de chlorure de zinc dans le col le 7 septembre; mais depuis ce jour jusqu'au 5 novembre il n'y eut aucune intervention locale et cependant ces bourgeonnements disparurent entièrement du 20 octobre au 5 novembre.

Cette transformation des bourgeons paraît se faire aussi sur tous les tissus de la tumeur qui dans son ensemble devient plus ferme et prend un aspect lisse vernissé; en même temps elle diminue de volume.

La malade de l'observation V avait un col du volume d'une mandarine, disions-nous; en quinze jours ce col diminue des deux tiers. Chez la malade de l'observation VI, après la disparition des volumineuses végétations implantées sur le col celui-ci fut réduit à une petite collerette irrégulière. Chez la malade de l'observation IV, plus gravement atteinte, après l'affaissement des bourgeons exubérants les limites de la tumeur parurent moins étendues et même rétrocéder légèrement.

Mais ce travail ne s'accomplit pas sans qu'il se fasse au préalable une élimination des tissus nécrosés qui entretiennent les pertes et les écoulements ichoreux fétides.

4° *Action sur l'état général.*

L'amélioration de l'état général est lente, marchant progressivement avec celle des symptômes dont nous venons de parler.

Après le soulagement de ses souffrances, l'arrêt plus ou moins définitif de ses métrorrhagies, et la diminution de ses écoulements vaginaux (cause prépondérante d'affaiblissement), quand d'autre part sa tumeur s'est détergée de ses tissus morts et semble prendre une allure meilleure, quand enfin son économie semble moins vivement atteinte par l'infection, la malade reprend courage.

Elle mange et digère mieux. Cependant toutes les malades, indistinctement, même celles qui ont été le plus améliorées, ne peuvent pas arriver à manger la viande et les aliments gras. Le dégoût que leur inspire cette nourriture est insurmontable. Néanmoins plusieurs malades : celles des observations II, VI, et surtout XI ont engraissé.

Peu à peu leurs forces reviennent: le grand abattement dans lequel presque toutes se trouvaient cesse ainsi que leur sentiment de lassitude extrême et d'épuisement. La malade de l'observation VI qui ne pouvait marcher, le faisait au bout d'une quinzaine de jours de traitement.

Au moment du départ des malades le facies et la teinte des téguments. qui chez la plupart d'entre elles, était plus que jaune paille mais terreux, avaient meilleur aspect ; les muqueuses étaient plus colorées ; les traits du visage étaient moins étirés, les rides moins profondes et le regard moins éteint ; les couleurs avaient reparu ; plusieurs même (celles des obs. II, VI, VII), avaient bonne mine.

Le bénéfice que peuvent tirer du traitement par la quinine les femmes atteintes de cancer du col ou du corps de l'utérus n'est donc certainement pas à dédaigner.

En résumé, parmi les résultats obtenus dont nous venons de parler, il en est de constants qui se sont montrés invariables et nets dans tous les cas.

La première remarque à faire est que dès la deuxième injection intra-musculaire et même immédiatement après la première, les douleurs sont considérablement diminuées et même comme jugulées d'emblée.

Ensuite vient une diminution notable de la fétidité des pertes. Ces dernières se modifient bientôt: si elles étaient hémorragiques, elles devien-

nent séro-sanguinolentes puis séreuses et leucorrhéiques : réduites à une sorte de suintement.

Malheureusement ce dernier état n'est pas toujours
de longue durée ; les pertes marchent parallèlement
à la·tumeur, de nouvelles poussées néoplasiques se
produisant, de nouvelles pertes surviennent mais
cette fois presque inodores.

Au point de vue du néoplasme lui-même, les
modifications des tissus sont lentes et paraissent tout
d'abord se faire sur la consistance des bourgeons
charnus. A mesure qu'ils prolifèrent moins ils
s'affaissent et deviennent plus durs.

La tumeur prend l'aspect mamelonné au lieu de
celui de chou-fleur. Cette transformation paraît se
faire par le développement du tissu interstitiel
conjonctif, les tissus subissant pour ainsi dire une
dégénérescence scléreuse avec aussi peut-être une
organisation adulte des tissus embryonnaires.

Le foyer cancéreux change ; il se déterge de ses
fongosités et tissus nécrosés et paraît même
s'organiser en tissus de bon aloi. La plaie devient
rouge vif et dans toutes les formes de cancer ses
bords ont paru se constituer peu à peu par un
bourrelet plus ou moins épais et sinueux devenant
de plus en plus dur qui marquerait peut-être la limite
de l'envahissement. En un mot elle prend l'aspect
d'une plaie de bonne nature.

La modification de l'état général suit les transformations de l'état local. Les malades accusent elles-
mêmes rapidement l'influence bienfaisante du traitement dans les cas heureux. Leur abattement et

leur dégoût général cèdent à mesure que leurs forces augmentent. L'anorexie et surtout la paresse constante du tube digestif sont plus particulièrement difficiles à vaincre.

Même très améliorées, les malades conservent toutes indistinctement un dégoût marqué pour la viande.

De toutes les femmes traitées, aucune ne l'a été au début du traitement : on peut même dire que la plupart l'ont été plutôt au début de la période cachectique et aussi au moment d'une cachexie très avancée. Dans aucun cas elles n'étaient opérables. Cependant la cachexie trop prononcée est une cause d'insuccès, car l'organisme est non seulement dans un état de déchéance complète, mais encore, atteint mortellement par le poison cancéreux, son chimisme humoral n'est plus normal et peut-être est-il trop tard à ce moment de lui donner ou lui faire acquérir la force vive nécessaire pour lutter.

Outre son action physiologique sur l'organisme sain, action vaso-motrice, antithermique et sur le système nerveux, la quinine, dans le cancer comme dans la malaria, paraît agir sur l'élément générateur. L'explication en est difficile et fatalement réduite à des hypothèses.

A-t-elle une action réellement microbicide ?

Peut-être est-elle antitoxique du virus cancéreux ?

Ou bien donne-t-elle simplement à l'organisme un coup de fouet et par suite une suractivité cellulaire qui permet aux éléments anatomiques de résister un certain temps.

Aurait-elle causé un affaiblissement subit de l'organisme et un semblant d'arrêt de la tumeur maligne qui n'y aurait plus trouvé en aussi grande abondance les matériaux nécessaires à son développement?

Ou bien agit-elle sur les leucocytes qui sont mis en mouvement, disparaissent et déterminent une diminution de la tumeur faisant croire à une amélioration?

Peut-être encore, aurait-elle une action chimio-
toxique sur les éléments cancéreux qui tués
aseptiquement deviendraient la proie des leucocytes
migrateurs rapidement résorbés?

Mais, dira-t-on, est-ce bien à la quinine qu'est due
la modification des symptômes dont nous avons
parlé? Les malades traitées sont des femmes du
peuple qui ont travaillé jusqu'à la dernière extré-
mité, se sont surmenées, n'ont pris aucun soin, pas
même les soins les plus élémentaires de propreté:
ajoutons encore que beaucoup ont une mauvaise
nourriture, une hygiène déplorable et trop souvent
habitent des logements d'une salubrité douteuse.
On comprend que dans ces conditions l'évolution
des tumeurs malignes soit excessivement rapide. Ces
femmes arrivent à l'hôpital, sont mises au repos
absolu, peuvent prendre une nourriture substantielle,
des toniques. D'autre part, même dans les cas les
plus désespérés on essaye toujours une intervention
quelconque : curetage, cautérisation, lavages, etc .,
On modifie plus ou moins le clapier néoplasique et
désinfecte ainsi toujours un peu ces malheureuses.

Pendant ce temps, il est fréquent de voir l'état
général s'améliorer, les tissus malins s'arrêter momen-
tanément dans leur progression, la malade souvent
souffre moins, perd moins, etc.

Nous ne pouvons évidemment ne pas tenir compte
de tout ceci mais nous croyons que la quinine a
réellement une action thérapeutique qui se manifeste
par des caractères assez nets, tels que la rapidité de
la suppression de la douleur, la modification des

écoulements qui d'hémorragiques deviennent séreux et moins abondants, la suppression de leur fétidité, etc., dont nous avons parlé.

Peut-être dira-t-on encore : la quinine est-elle donc bien meilleure que certains autres moyens apportés aux traitements du cancer et dont l'inefficacité est loin d'avoir été absolue ?

L'histoire de la thérapeutique du cancer relate en effet une foule de cures plus ou moins merveilleuses. Les cas où l'action de la quinine s'est montrée heureuse prêtent, comme ces dernières du reste, trop largement le flanc à la critique scientifique. D'autre part les observations sont trop récentes ; elles ne permettent pas de parler de guérisons certaines, complètes, définitives.

Un fait est certain, manifestement indubitable, c'est l'amélioration de l'état des femmes cancéreuses traitées par la quinine.

Sera-t-elle durable ou bien simplement passagère ?

L'administration de la quinine ayant donné dans le service de M. le professeur Jaboulay une amélioration dans les diverses modalités cancéreuses, fort de ce fait, nous pouvons dire qu'elle tient sinon le premier rang, du moins une place fort honorable dans la thérapeutique du cancer.

CONCLUSIONS

I. — Tous les traitements du cancer utérin faits
jusqu'à présent n'ont pas donné de résultats satisfaisants.

II. — Si les opérations précoces sont justifiées
par leur succès relatif, ce mode de traitement est
tout à fait en défaut dans les formes avancées du
cancer.

La nécessité d'un traitement interne s'impose.
C'est en se basant sur l'une des théories de la
pathogénie actuelle que M. le professeur agrégé
Jaboulay a préconisé la quinine qui s'est montrée un
poison des protozoaires.

III. — Le meilleur mode d'administration de la
quinine, celui qui a paru donner les meilleurs
résultats, se fait par la voie intra-musculaire en
injections et par la voie gastrique en cachets ou
potions.

Ces deux moyens sont alternés, un jour l'un, le
lendemain l'autre.

IV. — Discussion des observations.

V. — On obtient des résultats qui ont paru assez invariables dans la plupart des cas : soulagement des souffrances, diminution de la fétidité et de l'abondance des pertes. — Localement, régression de la tumeur maligne qui semble subir une transformation fibro-scléreuse,

Amélioration indubitable de l'état général des malades, mais parfois passagère.

La quinine peut donc rendre de grands services dans le traitement du cancer utérin. Dès maintenant, sans préjuger des résultats éloignés, on peut dire que son emploi est indiqué.

BIBLIOGRAPHIE

LESS. — Dérivés du mercure dans le traitement du cancer.

J.-B. DAVIS. — Examen analytique des principaux remèdes employés contre le virus cancéreux, Montpellier, 1803.

KAMIENSKI. — Notice sur un traitement curatif de toutes les maladies cancéreuses, Lyon, 1890.

LUSSANA. — Traitement du cancer à l'aide du suc gastrique du chien, Padoue, 1869.

STORCK. — Ciguë dans le traitement du cancer.

ANDREWS. — The latest methods of treating carcinoma by hypodermic injection, *J. Am. M. Ass.*, Chicago, 1897.

BARTON. — Sulfate de chaux, *Lancet*, London, 1882.

BOUCHER. — Cure du cancer par le mattéisme, *Normandie médicale*, Rouen, 1892.

DE BACKER. — De la cancérose et de son traitement au moyen des ferments purs, *J. de méd.*, Paris, 1897.

DESPEIGNES. — Observation de cancer traité par les rayons Rœntgen *Lyon médical*, 1896.

RÉCAMIER. — Compression dans le traitement du cancer.

HIRSCHFELD. — On the therapeutic value of carica papaya in cancer, *Austr. M. Gaz.*, Sydney, 1893.

FOOD. — Carbonate de chaux, *Lancet*, London, 1887.

HOWARD. — Alcool, *Med. Stand.*, Chicago, 1876.

REBOUL. — Histoire de l'emploi thérapeutique du condurango, *Rev. de mal. canc.*, Paris, 1896.

RICHARDSON. — Vaseline, morphine. Asclepiad. London, 1889.

KASTEN, GREIFSWALD. — Violet de méthyl.

C. RAVET.

Condamin. — Pyoktanine et cancer, *Proc. méd.*, Lyon, 1891.

Einhorn. — Bleu de méthyl, *Medic. Rec.*, New-York, 1891.

Vinay. — Considérations sur l'emploi de l'As dans les affections cancéreuses.

Darney. — Chlorure de Zn., *Med. News*, Philadelphie, 1882.

Feun. — Acide citrique, *J. Am. M. Ass.*, Chicago, 1885.

Hue (F.). — Cancer et acide arsénieux, *Normandie méd.*, 1895.

Danion. — Électropuncture voltaïque. Congr. fr. de Chir., Paris, 1892.

Schramm. — Électrolyse. Congr. fr. de Chir., Paris, 1892.

Poncel. — Sublimé, *Sem. méd.*, Paris, 1890.

Baeceli. — Sublimé, *Gaz. med.*, Roma, 1893.

Baxton. — Sublimé, *Mass. M. J.*, Boston, 1889.

Nepveu. — Huile phosphorée. Arséniate de soude. *Comptes rendus Société biolog.*, Paris 1895.

Arloing et Courmont. — Sérum d'âne inoculé avec du suc d'épithéliome, *Bull. Acad. méd.*, Paris, 1896.

Beck. — Toxines de l'érysipèle, *Chicago med. Record.*, 1894.

Berger. — Nouvelles méthodes de traitement du cancer, *Fr. méd.* Paris, 1895.

Forgue. — Nouveaux traitements du cancer. V. *Montpel. méd.*, 1895.

Arnott. — Congélation, *Lancet*, London, 1854.

Félix. — De l'étiologie des malad. cancér., *Revue des mal. cancér.*, Paris, 1896.

Fiessinger. — Pathogénie du cancer, *Rev. de méd.*, Paris, 1893.

Barlerin. — Cancer et sérumthérapie, *Indép. méd.*, Paris, 1896.

Bouque. — Traitement des tum. malig. inop. par la toxythérapie, *Ac. de M. belge*, avril 1896.

Fabre-Domergue. — Nature parasitaire du cancer, *Presse méd.*, Paris, 1896.

Guermonprez. — Contagion profess. du cancer, *Ac. de M.*, Paris, 1896.

Petersen. — Bactériothérapie et tum. malignes, *C. Soc. all.*, Berlin, 1895.

Bosc. — Cancer. Montpellier, 1895.

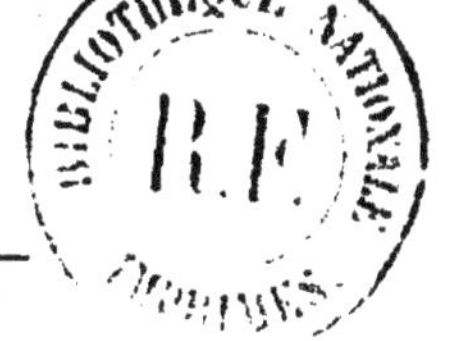

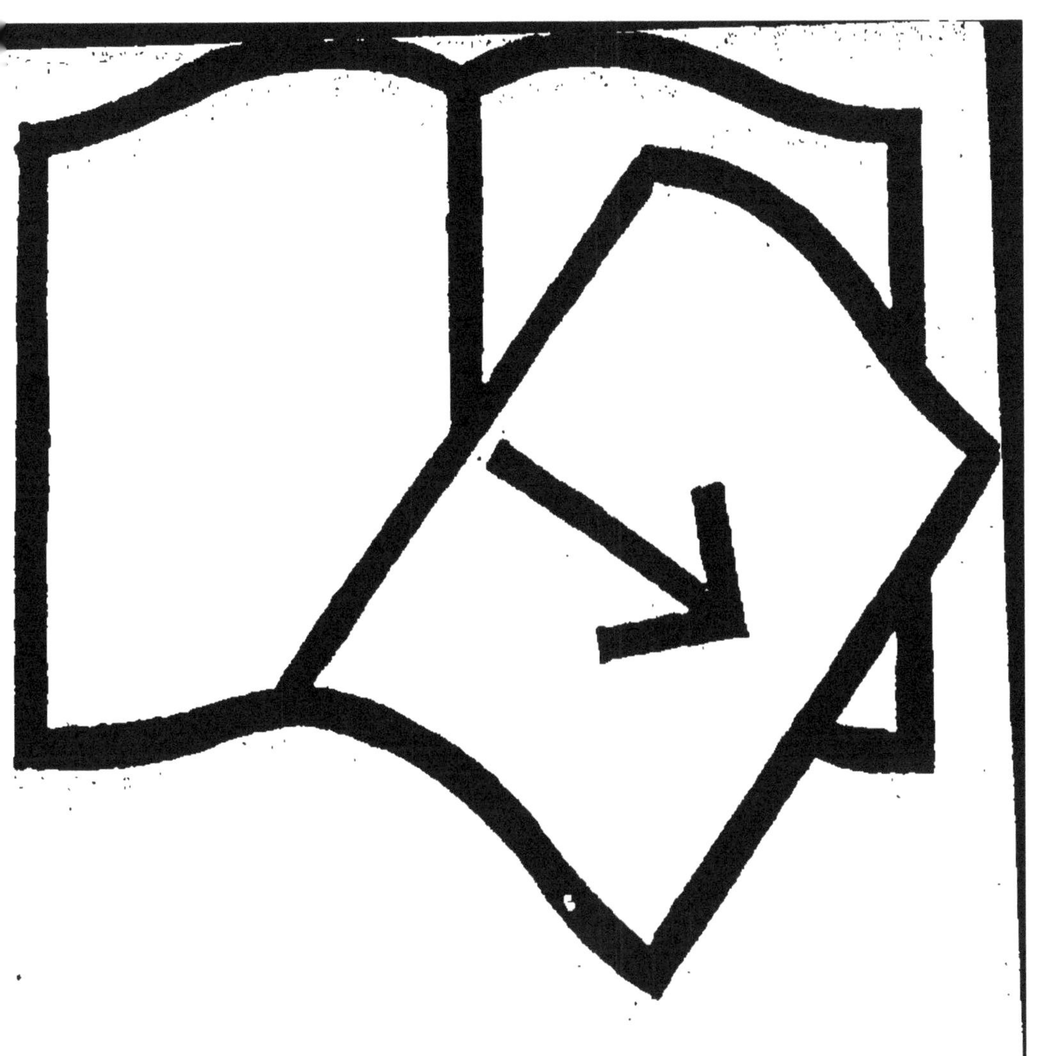

Documents manquants (pages, cahiers...)

NF Z 43-120-13

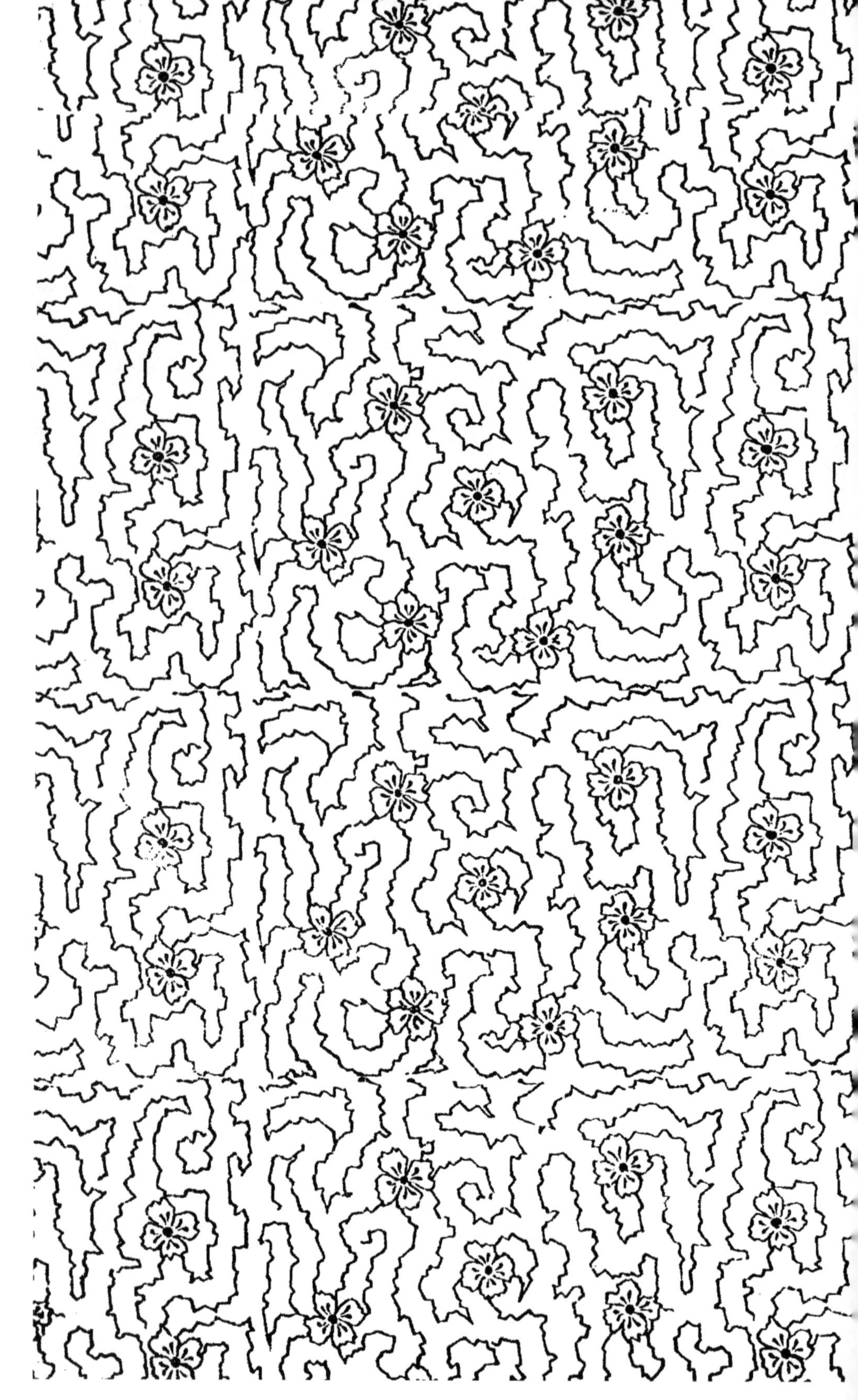

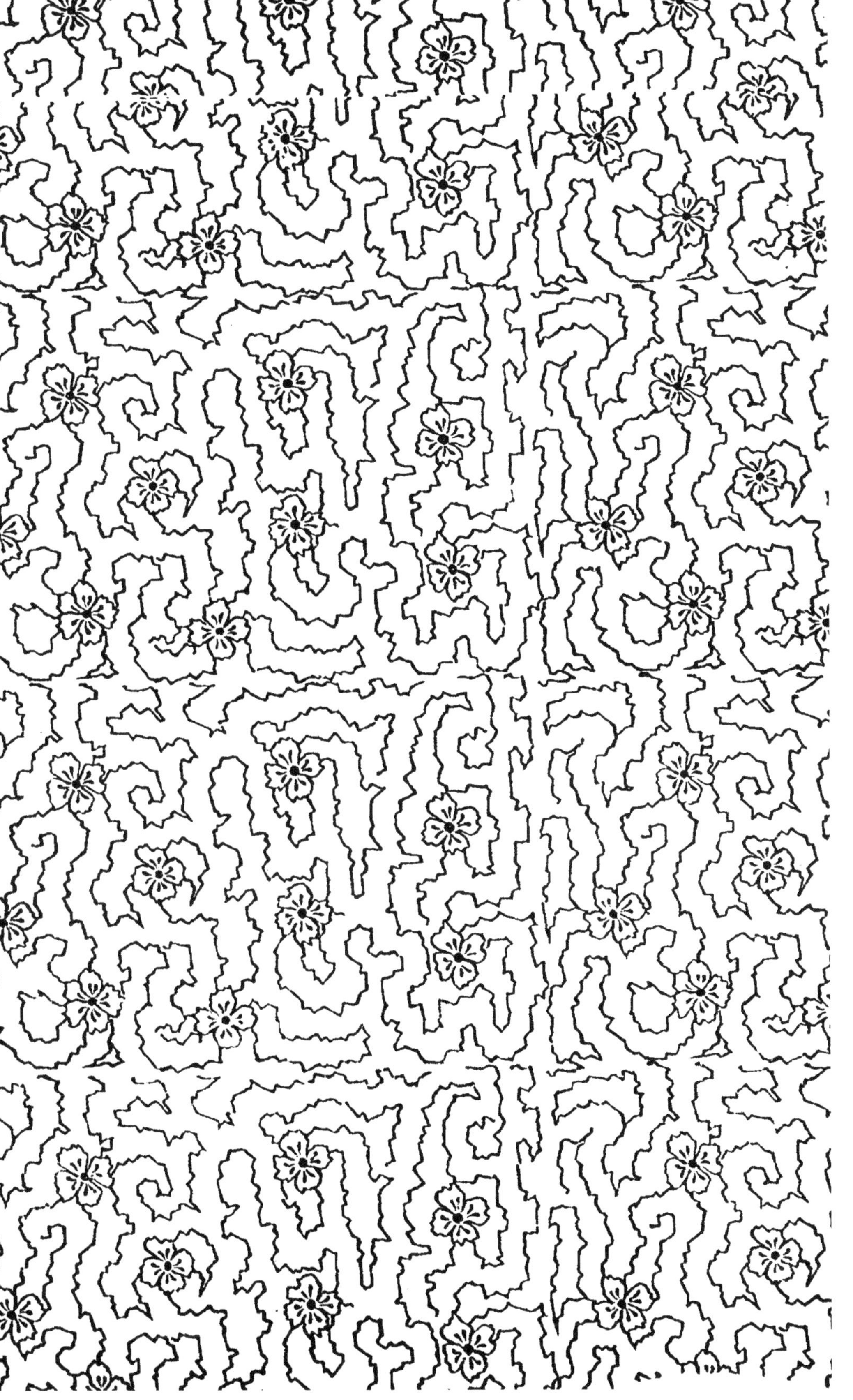

www.ingramcontent.com/pod-product-compliance
Ingram Content Group UK Ltd.
Pitfield, Milton Keynes, MK11 3LW, UK
UKHW021115140726
13695UKWH00004B/1511